LA

DIPHTÉRIE A BORDEAUX

PAR

Le Docteur Raymond GAUBE

PARIS

G. STEINHEIL, ÉDITEUR

2, RUE CASIMIR-DELAVIGNE, 2

—

1890

LA

DIPHTÉRIE A BORDEAUX

IMPRIMERIE LEMALE ET Cie, HAVRE

LA

DIPHTÉRIE A BORDEAUX

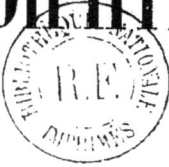

PAR

Le Docteur Raymond GAUBE

PARIS

G. STEINHEIL, ÉDITEUR

2, RUE CASIMIR-DELAVIGNE, 2

—

1890

LA

DIPHTÉRIE A BORDEAUX

Parmi les questions à l'ordre du jour dans le domaine
médical, la diphtérie tient évidemment l'une des premières places. Les progrès incessants de cette terrible
affection ont fait, de tous côtés, pousser le cri d'alarme.
Les nombreuses études dont elle a été l'objet, les dernières expériences de MM Roux et Yersin, les méthodes
de traitement chaque jour plus nombreuses prouvent l'in-
térêt de la question.

Pendant notre stage à l'hôpital des Enfants-Assistés
de Bordeaux il nous a été donné d'observer un nombre
relativement considérable de cas de diphtérie. Étudier
les progrès de la maladie dans cette ville, rechercher les
formes qu'elle affecte, voir enfin les moyens thérapeuti-
ques employés et les résultats obtenus : tel est le but de
ce travail. Il s'appuie sur une statistique de 170 cas observés dans le courant de l'année scolaire 1888-1889. Pour
rendre cette étude plus simple nous grouperons les faits
en quatre chapitres.

Le premier sera consacré à l'étude de la mortalité à
Bordeaux et dans quelques autres grandes villes qui nous

serviront de terme de comparaison pour apprécier les progrès de la diphtérie.

Nous examinerons dans le second, les caractères particuliers de la maladie et nous tâcherons d'apprécier sa valeur toxique, si j'ose m'exprimer ainsi.

Les divers traitements employés et quelques observations intéressantes à ce sujet, formeront avec les résultats obtenus la matière de notre troisième chapitre.

Dans le quatrième enfin nous exposerons brièvement les mesures qui s'imposent pour arrêter le mal.

Mais avant d'aborder notre sujet, qu'il nous soit permis d'adresser à notre premier maître le professeur Lanelongue l'expression de notre vive reconnaissance, pour les soins et l'affection dont il nous a toujours entouré dans le cours de nos études.

Chargés à l'hôpital des Enfants du service de la diphtérie M. le Dr Rousseau-St-Philippe et M. le professeur agrégé Rondot nous ont accueilli avec la plus extrême bienveillance. Ils nous ont guidé de leurs sages avis et ont droit à tous nos remerciements.

La bonne amitié de nos camarades, MM. Lamacq et Constantin internes des hôpitaux de Bordeaux nous dispense de tout témoignage de gratitude pour les services qu'ils nous ont rendus.

M. le professeur Laboulbène nous a fait l'honneur d'accepter la présidence de notre thèse inaugurale. Nous contractons envers lui une dette de reconnaissance que nous ne saurions payer par de stériles remerciements.

Statistique.

Pendant notre stage à l'hôpital des Enfants-Assistés de Bordeaux, nous avons été frappé de la quantité considérable de trachéotomies qui s'y pratiquaient. Le nombre des cas a plus que triplé dans ces trois dernières années, et cette opération, autrefois très rare, est devenue de pratique journalière. Il nous a paru dès lors intéressant de rechercher si cette augmentation du croup était réelle, ou si elle tenait simplement à ce que la population apportait plus volontiers les enfants malades au nouvel hôpital. L'ancien établissement jouissait, en effet, d'un discrédit très marqué. Il continuait à être pour une grande partie de la population la maison des Enfants abandonnés, « la Manufacture ». Son aspect sombre et son installation très défectueuse étaient peu faits pour effacer la mauvaise impression laissée dans les familles par son ancienne affectation.

L'hôpital actuel, inauguré il y a trois ans seulement, réunit toutes les conditions d'un établissement modèle. On y porte les enfants malades avec un empressement tel qu'il a fallu doubler tous les services. Il était naturel d'attribuer à la même cause l'augmentation des cas de diphtérie soumis à notre observation.

Les archives de l'ancien hôpital n'ont pu nous fournir que très peu de renseignements. Les cas de mort ont pu seuls être relevés : les cas de guérison échappent absolument. Nous devons à la vérité de dire qu'ils étaient peu nombreux. Le plus grand nombre des enfants étaient apportés mourants et lorsque la trachéotomie pouvait être pratiquée, les conditions déplorables dans lesquelles il devait intervenir laissaient bien peu d'espoir au chirurgien.

De 1878 à 1886, le chiffre des décès par diphtérie varie de 6 à 12 : une année seulement, il monte jusqu'à 15.

Mais, dès l'ouverture du nouvel hôpital, le nombre augmente considérablement. Le fonctionnement régulier des services nous permet en même temps de nous rendre un compte exact de la situation. Dans l'année scolaire 1886-1887, le service de la diphtérie compte 54 entrées. Les cas se répartissent ainsi :

38 opérés, avec 15 guérisons et 23 décès.
16 non opérés, 13 — 3 —

L'année suivante, l'augmentation continue.

100 cas de diphtérie sont traités à l'hôpital :
76 opérés, 26 guérisons, 50 décès.
24 non opérés, 20 — 4 —

Même progression dans l'année 1888-1889.

170 cas se répartissant ainsi :
108 opérés, 38 guéris, 70 morts.
62 non opérés, 56 — 6 —

Pour savoir si cette augmentation est réelle, nous devrions rechercher les cas survenus dans la ville et non portés à l'hôpital. La difficulté d'avoir à ce sujet des renseignements précis ne peut échapper à personne. Dans la statistique municipale, on ne retrouve que les cas mortels et il est matériellement impossible de demander à chaque praticien sa statistique particulière. Cependant le résultat est le même qu'à l'hôpital. Les décès par diphtérie suivent une marche ascendante :

En 1883 on signale 90 décès
   1884   —   106   —
   1885   —   91   —
   1886   —   60   —
   1887   —   114   —
   1888   —   172   —
   1889   —   184   —

Si nous comparons le chiffre des décès survenus dans la ville et celui des décès survenus à l'hôpital pendant la même période, un fait saute aux yeux : c'est l'augmentation des cas de mort à l'hôpital. En 1883, le neuvième seulement des décès par diphtérie signalés dans la statistique municipale se produit à l'hôpital. Dans les années suivantes ce chiffre monte au quart pour 1887, au tiers pour 1888. En 1889, plus de la moitié des décès par diphtérie se produisent à l'hôpital. Nous avions donc raison de voir, dans l'augmentation énorme que nous avons signalée au début, le résultat de la faveur dont le nouvel hôpital jouit auprès du public.

Mais de cette statistique se dégage en même temps la preuve que les progrès de la diphtérie à Bordeaux sont réels et constants puisque de 90 qu'il était dans l'année 1883 le chiffre des décès monte à 185 en 1889.

Si l'on songe enfin que les cas heureux survenus en ville nous sont totalement inconnus, il faudra d'autant plus s'alarmer que les progrès de la science doivent rendre ces cas de guérisons de plus en plus nombreux. Il y a donc là un inconnu que l'on doit ajouter aux chiffres de notre statistique. Cela nous permet d'affirmer que la diphtérie est devenue à Bordeaux une maladie endémique des plus meurtrières. Ce fait se dégage nettement si l'on considère la proportion des décès par diphtérie sur 1 000 décès généraux.

En 1883 cette proportion est de 15,4 pour 1000 ; elle s'élève graduellement dans les années suivantes pour atteindre en 1888 le chiffre de 27,9 pour 1000.

Si nous comparons le chiffre des décès par diphtérie à celui des décès causés par les maladies propres à l'enfance, coqueluche, rougeole, scarlatine, les progrès du mal sont bien plus saisissants encore.

Les statistiques municipales de Bordeaux nous fournissent les renseignements suivants :

Pendant l'année 1887, sur un total de 6,363 décès :

114 sont causés par la diphtérie.
197   —   par la rougeole.
57   —   par la coqueluche.
5   —   par la scarlatine.

En 1888. — Sur un total de 6,177 décès.

173 sont causés par la diphtérie.
92   —   par la rougeole.
45   —   par la coqueluche.
15   —   par la scarlatine.

Pendant les 4 premiers mois de 1889, sur 1,961 décès :

  71   sont causés par la Diphtérie.

  11   —   par la rougeole.

  21   —   par la coqueluche.

   8   —   par la scarlatine.

En additionnant ces chiffres nous voyons que la diphtérie a causé à elle seule 358 décès ; tandis que les autres maladies ne forment ensemble qu'un total de 415 cas.

Ce dernier chiffre perd de sa valeur, si l'on remarque que Bordeaux a été pendant l'année 1887 et le commencement de 1888 le siège d'une épidémie très meurtrière de rougeole.

Aujourd'hui que cette épidémie est éteinte, la diphtérie cause plus de décès que la scarlatine, la rougeole et la coqueluche réunies.

Ce fait n'est pas spécial à la ville de Bordeaux. Partout la diphtérie gagne du terrain dans des proportions inquiétantes.

Sans vouloir entrer dans des statistiques détaillées, qu'on nous permette de bien montrer cette généralisation de la diphtérie. Les chiffres suivants indiquent la proportion des décès par diphtérie sur 1000 décès généraux, dans quelques grandes villes.

	A BRUXELLES	A PARIS	A LYON	A BORDEAUX
En 1883	13,4	33,00	15,4	15,4
1884	23,2	31,5	10,9	16,7
1885	22,00	29	9,9	15,00
1886	24,00	27,3	14,5	10,3
1887	26,1	31,8	20,00	17,9
1888	26,00	39,00	21,2	27,09

Ces chiffres sont trop éloquents par eux-mêmes pour qu'il soit nécessaire d'insister. Le mal augmente partout et les efforts des médecins et aussi des administrations doivent tendre à l'enrayer. La connaissance absolue des formes de la diphtérie et des résultats obtenus par les diverses méthodes de traitement ne peuvent qu'aider à cette œuvre. Il nous a paru utile d'apporter un modeste contingent et nous n'avons pas d'autre but en signalant les particularités que nous avons pu observer à Bordeaux et les résultats que nous a donné le traitement mis en œuvre.

Cette étude s'appuie sur un total de 170 cas de diphtérie traités à l'hôpital de Bordeaux pendant l'année scolaire 1888-1889.

Ils se divisent ainsi :

Angines diphtéritiques et croups non opérés ⎰ 62 ⎱ Guérisons 56 / Décès 6

Croups opérés........ 108 ⎰ Guérison 38 / Décès 70

Nature et formes de la diphtérie.

Afin de pouvoir bien apprécier les faits cliniques observés à Bordeaux, il nous paraît indispensable de jeter
un coup d'œil rapide sur les doctrines émises au sujet de
la nature et des formes de la diphtérie. Soupçonné de-
pu s fort longtemps par quelques auteurs et nettement
affirmé par des esprits plus judicieux, le microbe de la
diphtérie a été, de nos jours, démontré expérimentale-
ment. MM. Lœffler, Talamon et Quinquaud avaient étu-
dié le bacille découvert par Klebs dans les fausses membranes diphtéritiques : ils l'avaient inoculé à des animaux et avaient vu apparaître des fausses membranes.
Mais l'absence d'intoxication générale et surtout de paralysies leur avait d'autant moins permis d'affirmer la
spécificité de ce bacille que l'inoculation de beaucoup
d'autres micro-organismes voir même la simple irrita-
tion d'une muqueuse donnaient lieu à la production de
fausses membranes semblables à celles de la diphtérie.
Grâce à des expériences mieux conduites, MM. Roux
et Yersin ont pu cultiver le bacille de Klebs et l'isoler.
Inoculé à différents animaux, il a déterminé chez eux
non seulement des fausses membranes mais une intoxication plus ou moins complète et des paralysies absolument semblables à celles observées chez l'homme à la

suite de la diphtérie. Poussant plus loin leurs recherches, ils ont pu stériliser en le filtrant un bouillon ensemencé de microbes et obtenir par l'injection de ce liquide des phénomènes d'intoxication plus ou moins accentués suivant la quantité du liquide injecté.

Ces expériences montrent clairement que la fausse membrane diphtéritique est due à la présence du bacille de Klebs, tandis que les phénomènes d'intoxication générale et en particulier les paralysies sont dus à l'absorption d'un poison sécrété par le microbe au niveau des fausses membranes. Nous pouvons donc avec M. J. Simon énoncer ce principe fondamental : « Toute fausse membrane qui contient le bacille de Klebs est diphtéritique, toute fausse membrane qui ne le renferme pas n'est pas due à la diphtérie ».

L'importance de ces découvertes ne peut échapper à personne. Grâce à elles en effet on peut expliquer des faits nombreux jusqu'alors sans solution et dont l'interprétation variée avait donné lieu à diverses théories sur la nature des fausses membranes.

Cette question de la spécificité des productions membraneuses que nous pouvons désormais si nettement trancher à l'aide du microscope présente de grandes difficultés au point de vue clinique.

Les auteurs ont été de tout temps frappés du peu de corrélation existant entre l'importance de la fausse membrane et la gravité de l'intoxication générale.

Dans certains cas, les fausses membranes prennent une extension telle, qu'elles seules causent mécaniquement tous les dangers de la maladie, sans que l'on puisse remarquer le plus léger symptôme d'intoxication : dans d'autres cas, l'apparition sur le pharynx et les amygdales de quelques points membraneux à peine appréciables est suivie des phénomènes infectieux les plus graves.

Aussi beaucoup d'auteurs anglais suivant les doctrines de Home établissent-ils dans ces cas une distinction absolue. De là, la théorie des fausses membranes de nature inflammatoire n'ayant de près ni de loin aucun caractère infectieux, théorie qui réserve le nom de diphtéritiques à celles dont l'apparition est suivie de phénomènes généraux. Le croup devient ainsi une entité morbide, une inflammation locale du larynx de nature exsudative, couenneuse et différente de la diphtérie qu'ils regardent comme une maladie générale. Mais comme ils reconnaissent qu'on voit le croup survenir dans la diphtérie, ils sont contraints d'en admettre deux espèces, l'une diphtéritique, l'autre non diphtéritique qui, en réalité, serait pour eux le vrai croup.

Ces théories ont-elles encore des partisans : c'est probable. Et cependant, les dernières découvertes permettent d'expliquer des faits si opposés en apparence, tout en admettant l'unité dans la nature des fausses membranes. En effet, l'étiologie de la fausse membrane et celle de l'intoxication générale sont tout à fait distinctes. Le bacille de Klebs produit la fausse membrane : il peut pulluler, envahir des points très divers et donner lieu ainsi à la production de fausses membranes très étendues, sans que pour cela l'intoxication s'ensuive. Cette dernière est due à la pénétration dans l'organisme d'un poison sécrété par le bacille.

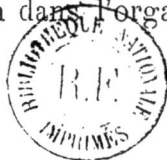

G.

2

Plus la fausse membrane sera étendue, plus le microbe aura pullulé et plus on devra craindre l'absorption du poison sécrété ainsi en grande quantité. Mais il faut faire intervenir d'autres facteurs desquels dépendent la sécrétion de ce poison et son absorption. Si ces conditions indispensables existent, un simple point diphtéritique gros comme une tête d'épingle pourra donner lieu aux phénomènes d'intoxication les plus graves ; si elles manquent, la fausse membrane pourra prendre les proportions les plus considérables sans que l'état général soit troublé.

Ces conditions, nous devons bien l'avouer, nous échappent encore complètement et la question est loin d'être résolue qui doit expliquer l'existence de l'intoxication ou son absence. Mais nous savons du moins à qui l'on doit l'imputer, et il nous est permis d'espérer que l'étude plus approfondie du bacille, de sa reproduction, de ses conditions de vitalité, de force et de résistance viendra avant peu éclaircir tout ce mystère.

Nous ne citerons que pour mémoire les théories allemandes qui font de la fausse membrane une production diphtéritique ou non, suivant que la muqueuse sous-jacente est altérée ou non. On peut aujourd'hui énoncer autrement cette théorie et dire qu'il y a diphtérie ou plutôt intoxication diphtéritique lorsque la muqueuse se trouve dans des conditions de structure qui lui permettent d'absorber le poison sécrété par le microbe dont la présence amène la production pseudo-membraneuse.

Si nous avons insisté aussi longuement sur cette théorie du croup inflammatoire, c'est qu'un grand nombre

des cas dont nous aurons à faire la description présentent
la plus grande ressemblance avec ceux décrits comme non
diphtéritiques par les auteurs anglais. Mais hâtons-nous
de le dire, nous nous rallions entièrement à l'opinion
française de la spécificité de la fausse membrane et le
croup est toujours pour nous la localisation dans le larynx
et la partie supérieure de la trachée de fausses membranes diphtéritiques dont la présence amène mécaniquement la gêne respiratoire et plus tard l'asphyxie.

La nature de la diphtérie est non moins discutée. Pour
les uns fidèles adeptes des idées de Bretonneau et de
Trousseau la diphtérie est une maladie pseudo-membraneuse, spécifique, infectieuse, contagieuse, locale d'abord,
se généralisant ensuite. Pour les autres, elle est une
affection (totius substantiæ) infectieuse, générale d'emblée. Le poison diphtéritique pénètre le plus souvent
dans l'économie par les voies respiratoires. La fausse-
membrane n'est que la manifestation extérieure de ce
poison répandu dans toute l'économie primitivement :
Elle joue le rôle d'une manifestation éruptive. MM. Sanné,
Barthez et Renou sont les derniers défenseurs d'une
théorie contre laquelle les dernières expériences de
MM. Roux et Yersin sont venues apporter des faits d'une
importante capitale. En effet, on ne peut admettre une
infection générale sans admettre la pullulation dans le
courant sanguin du germe morbide. Or, on ne trouve le
bacille de Klebs ni dans le sang des diphtéritiques, ni
dans les organes, à aucune période de la maladie. Ce
n'est même que tout à fait au début qu'on peut déceler
sa présence dans les fausses-membranes, et lorsque les

symptômes généraux éclatent, il a souvent disparu.
MM. Roux et Yersin nous démontrent enfin que le microbe
ne donne lieu à l'infection générale que par le produit
qu'il sécrète, tandis que sa présence seule amène les
fausses membranes dont il est la condition première.
L'inoculation d'un bouillon de culture stérilisé et filtré
produit des phénomènes infectieux diphtéritiques mais
non pas des fausses membranes. On est donc forcé de
conclure que la diphtérie est une maladie infectieuse loca-
lisée d'abord au point d'apparition de la fausse membrane
et se généralisant ensuite par le passage dans l'organisme
d'un poison sécrété par le bacille de Klebs contenu dans
cette fausse membrane. Ces théories ont une importance
considérable au point de vue du traitement. L'opinion de
MM. Sanné et Renou a pour conséquence l'abandon de
tout traitement local. Au contraire, si l'on admet avec
nous que la diphtérie est une maladie primitivement loca-
lisée à la fausse membrane, il sera logique de détruire
cette dernière par tous les moyens en notre pouvoir, afin
d'éviter la sécrétion et l'absorption du produit septique
qui s'opèrent à ce niveau.

Les auteurs que nous avons vu si divisés au sujet de
la nature et de l'étiologie de la diphtérie sont d'accord
pour rapporter à trois principales les formes sous lesquelles on l'observe généralement.

Depuis Trousseau, en effet, on range les cas de diphtérie en trois classes d'une gravité croissante : 1° diphtérie
locale ou bénigne ; 2° diphtérie infectieuse ; 3° diphtérie
toxique et même hypertoxique.

Qu'entend-on par diphtérie locale ?

Si nous consultons les traités de Trousseau, les cliniques de Cadet de Gassicourt et de Jules Simon, l'article de Lorain et Lépine et les divers ouvrages écrits sur la diphtérie, nous voyons que ce qui caractérise cette forme c'est l'existence de fausses membranes n'ayant qu'une faible tendance à se propager, d'une spécificité douteuse et d'une toxicité nulle. Elle a pour lieu d'élection la gorge. Son début analogue à celui des angines simples est marqué par un léger frisson. Pas de réaction générale, pas d'adénite.

L'enfant reste gai, il mange bien et la guérison se produit en 5 ou 6 jours. L'albuminurie est très rare, mais la paralysie intervient quelquefois dans la convalescence. La fausse membrane elle-même est mince, blanche, nacrée : toujours confinée dans l'arrière-gorge, elle n'apparaît jamais dans les fosses nasales, sur la peau ou au niveau de quelque autre organe.

Dans la forme infectieuse, la fausse membrane plus épaisse, d'un gris noirâtre et d'apparence gangréneuse s'étale largement sur les amygdales, l'arrière-gorge et le voile du palais. Elle gagne les fosses nasales, le larynx, les bronches, la conjonctive, la vulve. Elle surgit au niveau des plaies, des vésicatoires, partout enfin où le derme est dénudé.

Les ganglions lymphatiques s'enflamment et se tuméfient. L'état général ressemble parfois au début à celui de la forme bénigne. Mais en général, il existe un appareil fébrile assez marqué ; le pouls est petit et faible. Le teint est pâle, le facies abattu ; les forces s'épuisent vite. L'intelligence reste nette, mais le malade est triste. L'appétit est nul : il y a même souvent de la répugnance pour les aliments. L'albuminurie n'est pas rare. La mort est la terminaison fréquente. Elle arrive dans la cachexie et le marasme, et résulte bien plus souvent de la septicémie que de l'asphyxie. Le croup vient cependant compliquer souvent cette forme, et l'intoxication carbonique entre en ligne en raison de la propulsion que possèdent les fausses membranes à envahir la trachée et les bronches. Les malades qui résistent sont rarement épargnés par la paralysie (Lorain et Lépine). De toutes les formes, celle-ci est la plus longue. La mort arrive fréquemment après le 10e jour et si la guérison est obtenue, la durée peut aller jusqu'à 20 et 30 jours.

La forme toxique est l'expression de l'empoisonnement diphtéritique porté à son plus haut degré. L'état local est relégué au second plan, l'infection domine. La fausse membrane est insignifiante et n'a pas le temps d'arriver jusqu'au larynx, la sidération amenant la mort dans les 24 heures.

Parfois au contraire, les fausses membranes surgissent de tous les côtés. Les yeux, le nez, les lèvres sont envahis de telle façon qu'on ne trouve plus trace d'épithélium. Toujours la face est violacée, livide ; les ganglions énormes donnent à la tête cette apparence proconsulaire décrite par M. de Saint-Germain. La faiblesse est extrême, le pouls filiforme tombe à 60 ou 40 pulsations, le thermomètre oscille à 36. L'albuminurie est fréquente, mais non constante. La mort est la terminaison fatale.

Cette forme de diphtérie est absolument exceptionnelle à Bordeaux, et sur les 170 cas qu'il nous a été donné d'observer dans une année, 7 fois seulement la maladie a pris le caractère hypertoxique.

Tout autre, en effet, est le tableau présenté dans notre endémie par la généralité des cas.

Les débuts nous échappent le plus souvent : les malades ne sont portés que très tard à l'hôpital. L'affection est en plein cours. Les enfants présentent cet aspect pâle et fatigué propre à la diphtérie. Il n'y a pas de prostration, à proprement parler, mais le petit malade est taciturne, son caractère est devenu maussade. Il a perdu l'appétit, parfois même il éprouve une répugnance marquée pour les aliments. La fièvre est légère mais très appréciable, surtout le soir. Très exceptionnellement, le cou est tuméfié : les ganglions restent le plus souvent indemnes. Malgré cela, le pharynx, les amygdales, la luette, sont envahis par des productions membraneuses. Nous avons pu observer parfois ces points grisâtres, disséminés dans la gorge, ayant si peu le caractère spécifique que certains auteurs leur donnent le nom de diphtéroïdes. Mais dans la plupart des cas, la fausse membrane s'étend large et résistante. Elle semble avoir une prédisposition très marquée à envahir toute l'étendue de l'arbre aérien. Parfois, le timbre de la voix et la toux croupale indiquent seuls la propagation au larynx ; le plus souvent, l'obstruction est telle à ce moment que l'enfant doit subir immédiatement l'opération.

On peut dire que le croup est la complication ordinaire de la diphtérie à Bordeaux, puisque sur un total de 170 cas, 108 ont été trachéotomisés. La proportion devient encore plus forte si l'on considère que sur les 62 cas non opérés, 14 ont présenté du tirage très net, des accès de suffocation et que la plupart ont rendu des fausses membranes dont l'aspect tubulé et ramifié ne laissait aucun doute sur le point d'origine dans les bronches. Par contre, l'extension des membranes aux fosses nasales, aux vésicatoires, et aux muqueuses conjonctives ou vulvaires sont des exceptions.

Nous insisterons plus loin sur l'absence d'albuminurie et de paralysies.

On serait tenté en lisant ce tableau de ranger dans le groupe des diphtéries bénignes les cas observés à Bordeaux. Les fausses membranes qui guérissent sans symptômes généraux, sans complication d'aucune sorte semblent évidemment bien peu diphtéritiques. Quelques-uns diront que le diagnostic n'a pu être fait très exactement. C'est là une objection que l'on fait journellement à ceux qui apportent au sujet de la diphtérie des statistiques trop favorables.

Nous ne pouvons admettre une pareille interprétation. « Que l'on prenne pour des fausses membranes certains points pultacés, nous ne le nierons pas : mais que l'on doive considérer comme non diphtéritiques ces cas très bénins d'allure où la membrane se présente sous la forme la plus simple, pointillé blanchâtre, et qui cèdent facilement à un traitement approprié, les faits sont là pour nous tenir en garde » (1).

Rappelons le cas signalé par M. Jules Simon. On lui

----

(1) JULES SIMON. *Nouvelles études sur la diphtérie.*

présente un petit malade qui n'avait pour toute lésion de la gorge que cinq ou six points blancs sans caractère spécial sur les amygdales. Il conseille un badigeonnage avec l'acide salicylique ; le traitement ne fut pas appliqué. Le quatrième jour apparurent de larges fausses membranes qui envahirent toute la gorge et le larynx : le septième jour l'enfant succombait à une diphtérie maligne.

M. le D^r St-Philippe nous communique cette observation également très probante.

On le consulte pour un petit enfant qui tousse rauque. Il trouve sur les amygdales 2 ou 3 points blanchâtres insignifiants. Il institue un traitement énergique. Les parents ne veulent pas croire au danger et cessent tous les soins bien qu'un de ces points persiste. 10 jours après M. St-Philippe est appelé auprès de l'enfant mourant. Il apprend que deux jours avant il est resté une grande partie de l'après-midi à jouer, tout mouillé, sur le trottoir.

Nous ne saurions donc admettre la bénignité des cas les plus simples en apparence. Ils restent soumis à toutes les complications des fausses membranes organisées et doivent être traités avec le même soin. Du reste, les expériences de MM. Roux et Yersin ne laissent aucun doute à ce sujet. Elles prouvent très clairement que le pouvoir toxique du bacille provenant des cas bénins est tout aussi considérable que celui des bacilles trouvés dans les fausses membranes les mieux organisées.

La bénignité est donc une chose très discutable en thèse générale ; nous ajouterons qu'elle ne saurait être admise à Bordeaux. Nous n'avons parlé jusqu'ici que de

l'ensemble des faits ; quelques détails vont permettre
d'affirmer que nous nous trouvons en présence d'une
diphtérie nettement infectieuse.

Nous pourrions n'en donner qu'une preuve, le chiffre
de la mortalité. Sur les 329 cas de diphtérie observés
dans les trois dernières années, 180 sont morts des
suites de l'affection. La mortalité atteint donc le chiffre
de 55,5 0/0. A Paris ce chiffre est de 59,5 0/0. La trachéotomie a été pratiquée 222 fois, mais on ne saurait
lui imputer le côté fâcheux de notre statistique, puisque
11 fois seulement la mort est survenue pendant l'opération ou immédiatement après.

Il faut donc rapporter les causes de la mort à l'affection elle-même. Son caractère infectieux est démontré
par beaucoup d'autres faits. Nous voulons parler des cas
nombreux ou les fausses membranes envahissent les
fosses nasales, les plaies du cou, la surface dénudée des
vésicatoires. Elle nous est encore démontrée par des
symptômes d'intoxication générale, d'asthénie, d'albuminurie survenant tout à coup dans les cas jusqu'alors
très bénins. Souvent enfin nous avons observé des engorgements ganglionnaires et du jetage abondant. Sans
vouloir donner à ces symptômes l'importance que leur
attribuaient Trousseau et ses élèves, nous pensons que
ces troubles joints à l'odeur repoussante de l'haleine, à
l'abattement et à la déperdition des forces sont les signes
d'une infection toujours grave et que leur présence doit
faire écarter toute idée de bénignité dans l'affection. Ces
faits acquièrent une importance considérable si l'on songe
qu'ils éclatent au milieu de cas évoluant très simplement

dans la même salle, dans la même famille, dans la même maison. Il nous a été donné bien souvent d'observer ces petits foyers d'épidémie évoluant dans une rue, dans une maison ou même dans une famille. Les cas les plus bénins étaient tout à coup interrompus par un cas de diphtérie hypertoxique suivi lui-même d'une série très bénigne. De tout cela, on ne peut tirer qu'une conclusion : c'est l'unité absolue de la diphtérie quant à sa nature. Les théories modernes viennent à notre aide pour nous expliquer l'existence ou l'absence des phénomènes graves suivant qu'il y a ou non absorption du poison sécrété par le bacille.

Un autre fait nous montre la nature infectieuse de la diphtérie qui règne à Bordeaux, ce sont les affections pulmonaires sur l'importance desquelles nous allons insister maintenant, car elles sont à notre avis un caractère très particulier de cette épidémie.

Nous ne discuterons pas ici la question d'anatomie pathologique qui divise les auteurs pour savoir si les lésions qui atteignent les poumons dans la diphtérie sont celles de la pneumonie, de la broncho-pneumonie ou celles de la congestion avec bronchite membraneuse. Nous plaçant au point de vue clinique, nous diviserons ces affections en deux groupes : des broncho-pneumonies de nature infectieuse et des bronchites membraneuses. Nous disons broncho-pneumonies infectieuses car avec M. Cadet de Gassicourt et la plupart des auteurs nous ne croyons pas que le froid soit ici la cause première et qu'il faille dans la plupart des cas rendre la trachéotomie responsable de cette complication. La broncho-pneumonie n'est qu'une localisation de l'infection. Or nous avons déjà dit qu'à Bordeaux l'infection était dans la plupart des cas très peu accentuée. Les symptômes pulmonaires devraient donc y être plus rares qu'ailleurs ; il n'en est rien.

Si nous parcourons les observations de croups opérés et guéris, nous voyons la broncho-pneumonie apparaître 15 fois sur 37 cas. Chez 7 malades les deux poumons furent envahis simultanément. Constatés généralement du 3e au 5e jour le souffle, la matité et la crépitation purent 4 fois être constatés dès l'ouverture de la trachée.

A ces 15 observations, nous devons ajouter 6 cas de bronchite membraneuse. Le rejet, pendant plusieurs jours, de fausses membranes tubulées et ramifiées permettait de localiser le mal dans les petites bronches.

Parmi les croups opérés et suivis de mort, la proportion est encore plus grande.

35 fois sur 77 cas la mort survint au milieu de symptômes de fièvre et de gêne respiratoire que les signes physiques permettaient d'attribuer aux lésions pulmonaires : 11 fois enfin, la trachéotomie fut impuissante à arrêter les progrès d'une asphyxie causée par l'extension des membranes aux ramuscules bronchiques.

Nous ne saurions trop insister sur l'importance de la broncho-pneumonie comme facteur de la mortalité à Bordeaux. A certaines époques nous avons vu mourir 7 opérés sur 9. Ce fait là s'est reproduit plusieurs fois et a toujours coïncidé avec un encombrement tel des salles que les intervalles des lits laissaient à peine le passage libre pour une personne.

La broncho-pneumonie venait alors compliquer presque tous les cas par le seul fait de l'entassement des malades chez lesquels cette affection nouvelle trouvait un terrain trop propice à son évolution.

« Ces broncho-pneumonies très fréquentes à la suite du croup, nous dit M. Cadet de Gassicourt, sont très rares à la suite des angines. » Nos observations prouvent la vérité de cette assertion.

Qu'on nous permette cependant de signaler dans une série de 62 cas d'angine diphtéritique 6 cas de broncho-pneumonie ayant nécessité l'application de vésicatoires. Deux autres cas nous paraissent intéressants. Ils se rapportent à des enfants qui pendant plusieurs jours expulsèrent de longues fausses membranes ramifiées, sans jamais présenter aucun symptôme de localisation au larynx.

Nous terminerons ce chapitre des affections pulmonaires dans la diphtérie par une observation de tuberculose aiguë survenue dans le cours de la diphtérie.

OBSERVATION. — Pierre Ch..., âgé de 4 ans 1/2 entre à l'hôpital des Enfants le 20 août pour un panaris. Il a un peu de fièvre le soir ; il est affaissé. L'examen des poumons pratiqué ce jour-là avec le plus grand soin ne révèle rien d'anormal. Le 23 au soir, l'enfant est pris de quintes de toux avec reprise. L'infirmière de la salle demande son transeat dans le service de la coqueluche. La fièvre et le malaise persistent, lorsque le 27 apparaît sur le corps une éruption scarlatineuse. La gorge un peu douloureuse est très légèrement rouge. L'état général est bon. Pas d'albumine dans les urines. L'enfant ne tousse pas.

Le 6 septembre, de larges plaques diphtéritiques apparaissent sur les amygdales. Léger engorgement ganglionnaire. Le thermomètre monte le soir à 39°.

A partir du 8 septembre, l'état général devient mauvais, l'appétit est nul, l'enfant triste et abattu.

La température se maintient à 39° le matin, avec ascension à 40° et 40°,5 le soir. Il y a de l'albumine dans les urines en proportion notable. En même temps les poumons sont le siège de poussées congestives, de noyaux de matité qui nécessitent l'application de larges vésicatoires. Les signes physiques de la broncho-pneumonie se succèdent, et se déplacent avec la plus grande facilité.

Les plaques diphtéritiques se sont étendues à toute la cavité buccale.

Enfin le 5 octobre, l'enfant meurt presque subitement.

A l'autopsie, on put constater que les poumons étaient dans toute leur étendue envahis par des tubercules de petit volume. Le poumon droit présente au centre une caverne grosse comme un œuf de pigeon et remplie de pus noirâtre très fluide. Le cœur pâle et anémié présente une teinte jaunâtre paraissant due à une dégénérescence graisseuse avancée. Les reins sont blancs, volumineux, la capsule s'enlève facilement.

Cette observation nous paraît intéressante car elle nous montre que dans la diphtérie comme dans toutes les autres maladies très anémiantes une tuberculose dont rien n'avait jusqu'alors signalé l'existence peut évoluer avec une extrême rapidité.

Nous avons signalé l'absence des engorgements ganglionnaires, il nous reste à parler maintenant de deux complications de la diphtérie : l'albuminurie et la paralysie.

La présence de l'albumine dans les urines des diphtéritiques est chose très fréquente, puisque les auteurs la signalent dans la moitié des cas environ. Beaucoup lui refusent le nom de complication car elle peut se développer dans les formes les plus bénignes. Elle est alors de très courte durée et peut échapper à l'observation si les examens de l'urine ne sont pas très répétés. Mais lorsqu'elle dure plusieurs jours en quantité notable elle témoigne d'une diphtérie maligne et passe difficilement inaperçue. Nous ne parlerons pas des albuminuries légères car nos examens ont été un peu négligés dans les cas bénins. Dans les diphtéries plus graves, au contraire, il nous paraît intéressant de signaler la rareté de l'albuminurie à Bordeaux. 22 fois seulement sur 170 cas nous avons pu observer la présence de l'albumine, en quantité notable.

Bien plus digne de remarque est l'absence complète des paralysies diphtéritiques dans nos observations.

Mais avant d'aborder ce sujet, qu'on nous permette de répondre à une objection qu'on ne manquera pas de nous faire. Les paralysies surviennent ordinairement pendant la convalescence. Or bien des malades ont déjà quitté l'hôpital à ce moment là et échappent à l'observation. Cela est parfaitement exact.

Toutefois, on nous permettra de faire remarquer que les petits malades ne quittent généralement pas l'hôpital avant le 20e jour : à ce moment-là bien souvent, la paralysie a fait son apparition. De plus, cet accident même localisé s'accompagne de phénomènes alarmants. Il est naturel de penser que les parents viendraient consulter le médecin qui a sauvé leur enfant d'une maladie aussi effrayante que le croup. Cette considération, quoique d'ordre moral, nous paraît devoir entrer en ligne de compte pour affirmer que si nous n'avons pas observé de paralysies, c'est qu'il n'en existe réellement pas.

La fréquence des paralysies diphtéritiques varie suivant les auteurs. Voici quelques statistiques :

12 fois sur 18 Lemarié.
16   —   190 Weber.
4   —   50 Bouillon-Lagrange.
8   —   29 Moynier.
3   —   19 Barascut.
3   —   160 Sellerier.
9   —   300 Monckton.

En comparant les statistiques on voit l'écart énorme qui existe entre elles. Pour Lemarié la proportion est de 66 pour 100. Pour Monckton elle est de 1,15 pour 100.

Roger donne la proportion de 1 sur 6.
Sanné   —   —   1 sur 9.
Cadet de Gassicourt   —   1 sur 7.

Empruntons à M. Cadet de Gassicourt la statistique suivante :

Diphtéries bénignes. — Sur 155 cas, 28 paralysies soit 18 0/0 ou 1 sur 5,5.

Diphtéries toxiques ou hypertoxiques. — Sur 135 cas, 33 paralysies. Soit 22 0/0 ou 1 sur 4,5.

Croups guéris avec ou sans opération. — Sur 135 cas, 43 paralysies. Soit 31,8 0/0 ou 1 sur 3.

Cette statistique en nous montrant que la paralysie est presque aussi fréquente dans les cas bénins que dans les cas graves, plus fréquente surtout dans les croups fera mieux ressortir la particularité de notre épidémie à ce sujet. Sur un total de 222 cas de diphtérie traités à l'hôpital de Bordeaux, nous ne pouvons relever que deux cas de paralysie généralisée qui guérirent en quelques jours. Dans la statistique de l'année 1888-1889 qui nous occupe particulièrement nous ne trouvons pas un seul cas de paralysie bien nette. Et cependant cette statistique porte sur un total de 170 cas.

Pour être exact, nous devons signaler deux cas d'aphonie complète. Les deux enfants chez qui nous observâmes ce fait étaient atteints d'angine avec croup. L'un fut trachéotomisé, l'autre guérit sans opération. Le premier, opéré « in extremis » présenta cette particularité que l'incision de la trachée donna issue à une quantité énorme de pus. La canule fut enlevée le 7ᵉ jour. Pendant 16 jours l'enfant resta absolument aphone. On craignait un accident opératoire, mais au moment où sa mère vint la chercher, l'enfant éprouva une telle joie qu'elle eut un début de syncope. Revenue à elle, elle se prit à parler sans aucun trouble.

Le deuxième cas est celui d'un jeune garcon qui resta 23 jours avec la voix complètement éteinte. Il guérit lui aussi subitement à la suite d'une forte impression morale, la sœur l'ayant menacé de le garder jusqu'à ce qu'il parlât distinctement. Dans ces deux observations, on peut jusqu'à un certain point songer à la paralysie des cordes vocales.

Signalons enfin la mort subite de cet enfant atteint de tuberculose dont nous avons donné l'observation. Il

G.   3 paraît avoir succombé à une paralysie cardio-pulmonaire, l'autopsie n'ayant révélé aucune trace d'embolie.

Telles sont les particularités intéressantes qui nous paraissent devoir être signalées dans les cas de diphtérie observés à Bordeaux.

Pour nous résumer, nous dirons que cette diphtérie est moyennement infectieuse, qu'elle frappe principalement les organes respiratoires, qu'elle se distingue enfin par la rareté de l'albuminurie persistante et l'absence totale de paralysies consécutives.

Traitement.

Il n'entre pas dans notre plan d'exposer ici les diverses médications préconisées dans le traitement de la diphtérie. De longs chapitres seraient nécessaires pour les passer toutes en revue ; car, il faut bien le dire, il n'est pas d'astringents, pas d'antiseptiques, sans compter bien d'autres produits encore qui n'aient été vantés tour à tour. Leur nombre suffit seul à démontrer leur inefficacité.

Autrement important est le choix d'une méthode de traitement, c'est-à-dire d'une thérapeutique logique, positive, justifiée, ayant pour base une pathogénie étayée sur la clinique et l'expérimentation. Il n'est peut-être pas de maladie dont la médication ait plus vivement ressenti le contre-coup des études faites sur sa nature. Aussi retrouvons-nous, au sujet du traitement de la diphtérie, les auteurs divisés en deux grandes écoles, comme au sujet de la pathogénie.

Les uns, considérant la diphtérie comme une maladie infectieuse, générale d'emblée s'attaquent à l'état général, ou plutôt, dans l'impossibilité où ils sont de le modifier, s'efforcent de le soutenir, d'augmenter sa résistance.

Pour eux, la fausse membrane n'est qu'un symptôme et ils la négligent totalement.

Les autres au contraire s'efforcent de la détruire par tous les moyens possibles, car ils la considèrent comme la phase initiale de la maladie et le point de départ d'une infection secondaire.

M. Renou s'est fait, dans ces derniers temps, l'éloquent défenseur de la première méthode.

M. Gaucher personnifie, en quelque sorte, la seconde.

Les derniers travaux de MM. Roux et Yersin donnent raison à M. Gaucher. Nous ne reviendrons pas sur ces expériences dont nous avons suffisamment parlé. Puisque le bacille de la diphtérie est localisé dans la fausse membrane, puisque c'est là qu'il sécrète le poison dont l'absorption produit l'intoxication générale, il devient nécessaire, indispensable de détruire ce nid dans lequel se cache le micro-organisme pour arriver jusqu'à lui et le détruire à son tour.

Nous avons lu avec la plus grande attention le mémoire de M. Renou. Sa méthode, habilement défendue par des considérations théoriques, l'est bien plus efficacement par les résultats qu'il publie. Sa statistique est si heureuse que l'on est immédiatement tenté d'admettre ses idées.

Bien que les vaporisations acides qu'il fait continuellement autour des petits malades puissent jusqu'à un certain point expliquer ses succès, il est bien d'autres facteurs dont il faut, croyons-nous, tenir compte dans l'appréciation des cas de guérison. Sans parler des statistiques peu nombreuses et de ce qu'on appelle « la série heureuse », M. Renou paraît opérer dans d'excellentes conditions, dans des lieux où on ne trouve ni l'encombrement, ni cette influence si désastreuse produite par la succession répétée de malades dans une même salle.

Enfin il faudrait pouvoir nettement apprécier le degré toxique des cas. La diphtérie en effet est loin d'être toujours la même. Sans parler des différences suivant les individus, elle affecte suivant les endroits une gravité très variable. A Paris, les statistiques sont toujours relativement mauvaises ; à Genève, elles sont toujours heureuses ; à Bordeaux, nous le verrons, elles tiennent le milieu.

Le traitement préconisé par M. Gaucher était en honneur à Bordeaux bien avant les découvertes de MM. Roux et Yersin. On y reconnaissait l'importance de la fausse membrane et le traitement local y étant sévèrement appliqué sans que l'on négligeât cependant le traitement général. Nous allons dès à présent exposer la méthode suivie à l'hôpital de Bordeaux en signalant au fur et à mesure les faits intéressants que nous avons observés.

Traitement général. — Les enfants qui guérissent sont ceux qui se nourrissent, a-t-on dit avec raison, à propos de la diphtérie. Soutenir les forces, c'est là évidemment une indication de premier ordre. Les potages, le lait et le vin sont utilement employés à cet effet. Le quinquina et l'alcool jouent également un très grand rôle. Nous ne saurions trop recommander le sirop de punch. Cette préparation très bien acceptée par les petits malades est supportée à haute dose et nous avons vu des enfants, qui n'avaient pris autre chose pendant plusieurs jours, triompher enfin de leur mal et revenir rapidement à la santé.

Trouver un médicament dont l'action combatte efficacement l'intoxication générale : tel a été le but constamment poursuivi par les praticiens. Nous avons vu essayer vainement tous les produits proposés. Les recherches modernes nous laissent peu d'espoir d'atteindre jamais ce but. L'intoxication en effet n'est pas due à la pénétration et à la pullulation dans tous les points de l'économie du bacille pathogène mais à l'absorption de substances toxiques solubles. Or ce n'est pas par des antiseptiques que l'on annihile l'action d'un poison. Tout au plus peut-on, par eux, légèrement modifier son action.

C'est dans ce but que M. le professeur Rondot administre à ses malades de trois à six milligrammes de bichlorure de mercure par jour. Dans une communication à la Société de médecine de Bordeaux en juillet dernier, M. Rondot se félicite des succès qu'il attribue à l'emploi de l'antisepsie interne jointe à l'antisepsie locale. Sa statistique est évidemment très favorable. Elle comprend 45 observations. Dans une série de 24 cas d'angine diphtéritique avec symptômes marqués de laryngite chez 9 de ses malades, M. Rondot obtient 20 guérisons. Dans un cas la mort survint pendant la trachéotomie par le fait d'un arrêt du cœur dû à la stéatose manifeste de l'organe constatée à l'autopsie. Dans les trois autres cas mortels le traitement est resté sans influence sur la marche de diphtéries hypertoxiques arrivées à la période terminale.

La série des malades trachéotomisés est moins heureuse :

Trachéotomies.... 25
Guérisons........ 10

Nous n'oserions pas nous prononcer sur la valeur de la médication interne dans ces cas. L'antisepsie locale y était rigoureusement mise en pratique et les résultats que nous avons vu obtenir par cette dernière méthode seule ne diffèrent pas suffisamment de ceux publiés par M. Rondot pour que l'efficacité du traitement interne par le sublimé s'impose.

Nous n'insisterons pas sur les autres médicaments administrés aux diphtéritiques, le chlorate de potasse et l'extrait oléo-résineux de cubèbe journellement employés par M. le D' St-Philippe. Ces produits sont susceptibles des mêmes critiques comme spécifiques de l'intoxication diphtéritique. Toutefois, ils réussissent parfois très bien au point de vue du relèvement des forces et ne nous paraissent pas mériter les attaques violentes dont ils ont été l'objet. Jamais nous n'avons observé d'accidents qui leur fussent imputables.

Le traitement de M. Renou par les vaporisations phéniquées a été essayé dans notre hôpital, sur la demande même de son auteur. Nous devons à la vérité de dire que les résultats ne furent pas satisfaisants. Outre que les vaporisations phéniquées ne parurent pas avoir une grande influence sur la marche de la maladie, on leur reconnut de graves inconvénients. En buées légères, elles amenaient rapidement une sécheresse marquée de l'air. Ce fait est conforme aux expériences de M. Nicaise sur les propriétés de l'acide phénique. En buées épaisses, elles occasionnaient chez les malades un refroidissement et des quintes de toux dont était atteint le personnel lui-même.

C'est aussi en raison du refroidissement que l'on a supprimé à l'hôpital de Bordeaux les pulvérisations. De nombreuses expériences ont, en effet, démontré que quelque fût le liquide pulvérisé le jet de vapeur très chaud à la sortie du bec perdait rapidement de son calorique pour atteindre à la distance de 1 mètre 50 une température inférieure à celle de l'appartement qu'il ne tarde pas à refroidir. Nous ne voulons parler ici que de pulvérisations continues faites dans la chambre. Tout autre est l'effet produit par les jets projetés pendant quelques instants dans la gorge d'un malade. Nous verrons plus loin tous les bienfaits que l'on peut retirer de cette méthode.

Traitement local. — Occupons-nous dès à présent du traitement local. C'est à lui, en effet, que l'on doit attribuer la plus large part du succès. Nous exposerons donc en détail la méthode suivie à Bordeaux. Ce n'est pas celle de M. Gaucher ainsi que l'entendent certains praticiens. Faut-il coûte que coûte racler la gorge, ulcérer la muqueuse pour enlever les productions membraneuses? Faut-il pratiquer cette opération malgré les crises d'étouffements, malgré les accidents nerveux graves quelquefois que ce traitement occasionne chez les enfants particulièrement susceptibles? Telle n'est pas,

croyons-nous, l'opinion de M. Gaucher. Il y a quelques
jours à peine, dans un article publié par la *Gazette des
hôpitaux* deux internes protestaient contre cette appréciation des idées de leur maître et rappelaient cette parole
de lui : « L'énergie n'exclut pas la douceur ».

C'est ainsi que nous avons compris le traitement local.
Les badigeonnages faits à l'aide d'un tampon d'ouate sont
pratiqués toutes les deux heures environ, plus souvent si
la reproduction des membranes est rapide. On s'efforce
d'enlever la fausse membrane par des frottements répétés
par usure en quelque sorte, mais sans ulcérer la muqueuse, sans la faire saigner. Ces conditions ont une importance capitale puisque sans elles on ouvre la voie toute
grande à l'absorption du poison. L'ulcération de la gorge
a un autre inconvénient presque aussi sérieux. C'est la
douleur qu'elle produit et qui a pour effet chez l'enfant
une frayeur invincible du pinceau, des crises nerveuses
non sans danger et une répugnance parfois très grande
pour les aliments. On enlève ainsi aux petits malades
leurs dernières chances de salut.

Après avoir nettoyé la gorge, avoir enlevé les fausses
membranes et détergé celles qui tiennent trop fort on
repasse plusieurs fois le tampon trempé à nouveau dans
la solution pour bien laver la muqueuse et l'imbiber du
liquide antiseptique. Le liquide employé à Bordeaux est
une solution de sublimé à 1/500 à laquelle on ajoute
5 grammes pour 1000 d'acide tartrique.

M. le professeur Rondot termine chacune de ces séances
en passant le tampon sur la zône inférieure de l'isthme du
gosier au niveau de la base de la langue, sur la gouttière

glosso-épiglottique qui se trouve en continuité directe avec les régions supérieures généralement les premières atteintes. Nous ne saurions trop recommander cette pratique car il nous a été possible, maintes fois, de constater la réalité de ce fait signalé par notre maître. Nous avons pu reconnaître en effet que la partie postérieure de la langue était recouverte d'exsudations assez difficiles à constater dans la plupart des cas mais que nous avons très bien distinguées chez plusieurs enfants dans cette portion de l'isthme qui forme pour ainsi dire un pont entre les amygdales et la base des piliers d'une part et l'orifice supérieur du larynx de l'autre. Et cet envahissement nous a paru postérieur à celui des autres régions. Aussi attachons-nous une très grande importance à cette pratique de compléter le traitement local qui s'adresse souvent d'une manière exclusive aux parties les plus apparentes de l'arrière-gorge par des badigeonnages rapides dans la région précitée dont la structure offre tant d'analogies avec celle des amygdales. Il en résulte seulement quelques efforts de vomissements dont on peut même profiter pour opérer des attouchements plus complets à ce niveau. Et l'on a des chances de s'opposer ainsi dans une certaine mesure à l'envahissement du conduit laryngé par l'exsudat diphtérique (1).

Cette invisibilité d'un grand nombre de fausses membranes constitue avec les récidives le point faible du traitement par les badigeonnages. Aussi faut-il ajouter à ce traitement des pulvérisations dont l'action est plus éten-

(1) RONDOT. Traitement de la diphtérie par l'antisepsie locale et générale au moyen du bichlorure de mercure.

due et qui peuvent atteindre des plaques au niveau desquelles le pinceau ne peut parvenir.

Ces pulvérisations sont faites à l'aide de l'appareil de Richardson. Le liquide pulvérisé est une solution d'acide salicylique au centième. On alterne les attouchements de la gorge avec les pulvérisations de façon à intervenir par l'un de ces moyens a peu près toutes les heures. Les enfants ressentent un grand bien être à la suite de cette pratique. Ils respirent beaucoup plus facilement et rejettent souvent des fausses membranes. Ces pulvérisations sont pratiquées également dans les fosses nasales dont elles assurent l'antisepsie.

Tel est l'ensemble des moyens locaux employés depuis longtemps à l'hôpital des Enfants-Assistés de Bordeaux. Tout en tenant compte de la bénignité relative du mal, les succès obtenus nous paraissent des plus satisfaisants. En trois ans, sur un total de 102 cas de diphtérie non suivis de trachéotomie, la guérison a été obtenue 89 fois. C'est une proportion de 88,3 0/0 de guérisons.

Traitement du croup. —- L'importance de ce traitement est facile à comprendre dans une épidémie où le plus grand nombre des cas se terminent par la trachéotomie.

A quel moment opère-t-on à Bordeaux ?

Il est de règle absolue de n'opérer qu'à la dernière période, c'est-à-dire, lorsque le tirage augmentant progressivement rend l'opération inévitable ou que le chirurgien a la main forcée par des accès de suffocation graves et répétés. Du reste, nous l'avons déjà dit, les enfants ne sont portés à l'hôpital que lorsque la trachéotomie est inévitable et la plupart du temps elle est pratiquée dès leur entrée dans la salle. Nous n'insisterons pas sur les préparatifs de l'opération. Seul le procédé employé nous arrêtera un instant.

Les internes pratiquent à l'hôpital de Bordeaux l'opération telle qu'elle a été décrite par M. Renault.

Le larynx solidement maintenu entre le pouce et le médius de la main gauche qui tendent à l'énucléer, l'index appliqué au niveau du bord inférieur du cricoïde, l'opérateur incise d'un seul coup la peau sur une longueur de 2 cent. 1/2 à 3 centimètres.

Il arrive alors sur la trachée au moyen de 3 ou 4 coups de bistouri sans se préoccuper du sang. L'index gauche explore la trachée et lorsque l'opérateur sent les anneaux sous le doigt, il ponctionne la trachée au niveau du cricoïde en limitant avec le pouce et l'index de la main droite la longueur de son bistouri.

L'index gauche est alors placé de champ dans la plaie et prenant entre la pulpe et l'ongle la lèvre droite de l'incision trachéale il s'efforce de l'abaisser. L'autre lèvre fait saillie et il est généralement très facile de glisser la canule sur l'ongle en allant de droite à gauche. Une résistance indique que le bec de la canule vient buter contre la face interne de la lèvre gauche. Il suffit alors de ramener la plaque en avant et en haut pour que la canule soit en quelque sorte avalée par la trachée.

Si cette manœuvre ne réussit pas on introduit le dilatateur à 2 branches. L'enfant est assis et l'on ne se presse pas pour introduire la canule.

Ce procédé qui tient le milieu entre celui de Bourdillat et le procèdé rapide de M. de St-Germain est susceptible de bien des critiques. Nous ne voulons ici ni l'attaquer, ni le défendre. Les rares accidents que nous avons vus se produire dans son application ont toujours tenu à la même cause : la fixation incomplète du larynx. Dans ce cas en effet la trachée se présente mal au bistouri. De là des incisions vicieuses et des difficultés pour introduire la canule qui s'enfonce partout sauf dans la trachée. Tous les accidents que nous avons eu à déplorer se sont produits à ce moment-là.

Hémorrhagies. — Jamais l'hémorrhagie n'a été inquiétante et son arrêt a toujours immédiatement suivi les premières inspirations. Qu'on nous permette de signaler une tentative faite pour parer à cet inconvénient.

Nous avons essayé dans ce but les solutions concentrées d'antipyrine dont les propriétés hémostatiques ont été récemment mises en lumière. Nos efforts ont été vains. Cela n'est pas étonnant si l'on songe à la congestion énorme dont les veines du cou sont le siège pendant l'opération.

Canules. — Les canules employées sont du système Lüer. Nous ne saurions trop insister sur l'importance de la mobilité de la plaque. L'observation suivante en est la preuve. C'est celle d'un enfant mort d'hémorrhagie par ulcération du tronc brachio-céphalique.

OBSERVATION. — Isabelle B..., 2 ans, entre à l'hôpital le 3 septembre pour une rougeole. Transportée à l'isolement elle paraît s'amender assez rapidement.

Le 11. A la visite du matin, le chef de service la trouve en excellent état. Le soir cependant l'enfant est un peu agitée, respire difficilement. Quelques quintes de toux rauque effrayent la sœur qui fait appeler l'interne. Ce dernier constate un léger tirage. L'examen de la gorge est négatif. L'enfant est transportée dans la salle d'observation du croup.

Le 12. Dyspnée continue. Tirage très manifeste.

Le soir accès de suffocation nécessitent la trachéotomie. Opération faite dans les conditions ordinaires. L'enfant très petite et très maigre a une trachée très profonde. Les plus petites canules (système Lüer) sont trop droites et pénètrent mal. On doit se servir d'une très petite canule à plaque immobile dont la courbure est très marquée. Rejet de fausses membranes, dès l'ouverture.

Les 13-15. L'enfant va bien. Rien aux poumons. Respiration nette et tranquille. Pas de fièvre. Bon appétit. Amélioration notable.

Le 16. Fièvre légère. L'enfant est agitée. Rien aux poumons. Dypsnée d'abord légère s'aggrave peu à peu. Elle est évidemment d'ordre mécanique. On croit à la présence de fausses membranes ou d'un bourgeon charnu qu'on essaie mais inutilement d'enlever. La canule est enlevé dans le même but, mais la dyspnée continue. L'enfant reste ainsi toute la nuit. Elle respire mal mais ne suffoque pas.

Le 17. On essaie de remplacer la canule, mais dès qu'elle est introduite la dypsnée augmente notablement.

La plaie des parties molles est ouverte assez largement pour qu'on puisse s'assurer qu'elle pénètre dans la trachée. Malgré cela une barbe de plume enfoncée dans la canule est rapidement arrêtée.

Nous notons ce fait qui fait craindre une fausse route.

Les bords de la plaie sont douloureux mais de bon aspect. On enlève tout à fait la canule.

Le 18. L'enfant respire bien. Elle mange et la fièvre est insignifiante.

Le 19. L'état est le même et l'on compte sur une guérison rapide malgré un peu d'affaissement lorsque le 19 à 6 heures du matin l'enfant est prise d'une hémorrhagie abondante. Le sang fait issue par la plaie trachéale et malgré des soins immédiat la petite malade succombe en un quart d'heure.

Autopsie. — La plaie est normale. L'angle inférieur de l'incision trachéale est arrondi par le poids de la canule. A deux centimètres au-dessous de ce point il existe sur la face antérieure de la trachée une seconde ouverture de forme ovalaire presque ronde, de 1 cent. à peu près. Les bords sont rouges, ulcérés, couverts d'un enduit puriforme et ne ressemblent en rien aux bords nettement tranchés de la plaie supérieure. La partie supérieure de cette ulcération se trouve au niveau de la fourchette sternale dont elle est séparée par le tronc brachio-céphalique. Ce vaisseau est exploré avec le plus grand soin et l'on aperçoit à sa partie postérieure une petite ulcération de la grosseur d'une tête d'épingle. Les tuniques forment à ce niveau une saillie cunéiforme. Cette ulcération correspond exactement à la plaie trachéale inférieure.

Nous savions ainsi d'où provenait l'hémorrhagie. Prenant ensuite la canule qui pendant les 6 premiers jours était restée dans la trachée nous l'avons mise en place. La différence de coloration nous indiquant nette-ment par quel point de sa concavité elle appuyait sur la plaie trachéale, il nous a été facile de constater que la plaie inférieure de la trachée correspondait au bec de la canule. Outre que les ulcérations de la face antérieure de la trachée et surtout du tronc brachio-céphalique sont choses rares, cette observation nous paraît intéressante au point de vue de la pathogénie des accidents. Nous écar-tons toute idée d'accident opératoire. La marche natu-relle de l'opération, la situation derrière le sternum du point lésé, la lenteur de l'hémorrhagie ne survenant que 8 jours après, enfin l'aspect nettement ulcéré de tous les points ne nous laissent pas de doute. La concavité de la canule, avons-nous dit était très prononcée. Son bec était donc retourné vers la partie antérieure de la trachée et venait l'effleurer. Remarquons enfin que la canule était immobile sur la plaque et que les moindres mouvements du cou devaient se transmettre au bec qui chaque fois venait buter contre la paroi antérieure. Joignons à cela les mouvements du larynx qui produisaient le même effet et nous aurons l'explication probable de l'ulcération à ce niveau.

Nous n'insisterons pas sur les ulcérations des autres points de la trachée. Ces accidents relativement nombreux s'amendent rapidement dès que l'on peut enlever la canule. Dans certains cas de sphacèle très prononcé nous avons retiré de bons effets de l'usage des canules en caoutchouc durci. Construites sur les indications du D^r St-Philippe, elles sont moins irritantes que les canules en argent et sont très bien supportées par les tissus.

Ceci nous amène à parler du changement et de l'enlèvement des canules. Généralement, la première canule est laissée deux à trois jours en place. On la change ensuite tous les deux jours en essayant chaque fois de laisser l'enfant respirer quelques instants sans elle. Si la canule noircit ou si la plaie change d'aspect, le nettoyage est fait plus fréquemment. Si dans l'observation que nous avons publiée la canule est restée cinq jours en place, c'est que sa forme toute spéciale faisait penser qu'elle ne pourrait être remplacée.

Dans deux ou trois cas, l'ablation des canules a causé des accidents assez sérieux. Un enfant, après être resté quelques instants sans canule, fut pris de tels accès de suffocation qu'il fallut la replacer. Mais la plaie s'était si vite refermée, que la canule de Bourdillat put seule être introduite. Dans un autre cas, il fallut pratiquer la respiration artificielle. Citons enfin le fait suivant arrivé à un chirurgien de Bordeaux. Au dixième jour, il enlève totalement la canule à un de ses opérés. Il cause quelques instants avant de sortir de l'appartement. A peine est-il dans les escaliers que les parents le rappellent. L'enfant asphyxiait, et le chirurgien, dans l'impossibilité de retrouver la plaie trachéale, dut pratiquer immédiatement une seconde opération.

Ces faits nous montrent quelles précautions il faut prendre et avec quel soin il faut surveiller les enfants.

Dans les cas de cicatrisation lente de la plaie, le sous-carbonate de fer nous a rendu les plus signalés services.

On pratique, à Bordeaux, plusieurs fois par jour, des pulvérisations salicylées dans la canule des malades. Les enfants ressentent un grand soulagement de cette intervention qui amène souvent l'expulsion très facile des fausses membranes (1).

Nous avons rarement observé l'emphysème à la suite de la trachéotomie. Chez un enfant cependant cette complication amena une mort rapide. Le petit malade en question était opéré depuis deux jours lorsque

(1) Afin d'obtenir dans la salle une certaine humidité, on vaporise constamment de l'acide salicylique ou de l'eucalyptus, mais sans jamais obtenir de buées épaisses.

dans un mouvement brusque il enleva complètement sa canule. Il se produisit immédiatement un emphysème tel qu'on ne put la replacer et l'enfant mourut asphyxié.

Traitement des complications. — Il nous reste à parler des moyens employés pour combattre les complications.

La fièvre est un symptôme trop négligé, croyons-nous. Alors même que la température ne dépasse pas 38°,5, il est du devoir du médecin de combattre une cause de fatigue et d'affaiblissement. L'alcoolature d'aconit à haute dose (30 à 40 gouttes) réussit très bien dans ces circonstances à ramener la température à son degré normal. Dans les cas plus sérieux où il existe de véritables accès, les injections de chlorhydrate de quinine sont très bien supportés par les petits malades.

L'état du cœur ne doit pas non plus être négligé. Le pouls a une tendance marquée à l'affaiblissement dans la diphtérie. La caféine lui rend son amplitude et sa régularité. Ce médicament nous rendit les plus grands services dans un cas d'endocardite aiguë survenue chez un garçon de 7 ans atteint d'angine diphtéritique. Un souffle mitral très net persista fort longtemps, mais les phénomènes de dyspnée, d'anxiété précordiale cédèrent assez rapidement ainsi que la faiblesse et l'irrégularité du pouls.

Les complications pulmonaires jouent, avons-nous dit, un très grand rôle et prennent une grande intensité dans la plupart de nos cas.

Nous n'insisterons ici que sur les traitements par les vésicatoires. Il serait trop long de rapporter l'opinion de divers auteurs sur la méthode révulsive. Tous la condamnent ou à peu près. Trousseau, Cadet de Gassicourt, Jules Simon sont unanimes sur ce point. Ceux qui tolèrent le vésicatoire insistent sur les soins extrêmes à donner à son application et à son pansement. Il doit être de petit volume, ne pas rester en place plus de 3 à 4 heures : enfin il sera enlevé sans déchirer l'épiderme.

Une pratique journalière nous permet de trouver ces craintes exagérées. Chez les 2/3 de nos malades, on a appliqué des vésicatoires sans que jamais leur état général fût influencé d'une façon mauvaise. Nous ne voulons pas dire par là que jamais les vésicatoires ne se recouvrirent de fausses membranes. Le fait se produisit fréquemment au contraire, et nous estimons que dans d'autres localités où la maladie plus toxique aura plus de tendance à l'envahissement, on devra l'observer bien plus souvent encore. Nous ne nierons pas non plus les dangers auxquels peut donner lieu l'extension des produits membraneux, mais nous dirons simplement qu'on ne doit pas, le cas échéant, se priver d'un traitement dont l'efficacité ne saurait être mise en doute. Dans 1/5 des cas seulement les vésicatoires se sont recouverts de fausses membranes. Dans ces cas, M. St-Philippe fait recouvrir la plaie diphtéritique de sous-nitrate de bismuth en poudre. Le tout est recouvert d'un carré de gutta-percha laminée dépassant largement les bords du vésicatoire. Toutes les fois que nous avons employé cette méthode les membranes diphtéritiques ont disparu en 10 ou 12 heures. Nous pourrions citer de nombreuses observations à ce sujet. Nous nous contenterons des deux suivantes, remarquables par la gravité de la diphtérie.

OBSERVATION I. — Vacher, Gustave, 4 ans.

Entre à l'hôpital le 27 février. Enfant malade depuis 4 jours.

Fausses membranes nombreuses sur les amygdales et le pharynx. Tirage très fort sus-sternal et diaphragmatique. Teinte cyanotique. Trachéotomie immédiate. La jugulaire antérieure présente un volume considérable et croise obliquement la région prétrachéale. Elle peut être évitée. Rejet de fausses membranes. Rien au poumon.

Le 28. Bronchite double. Matité et souffle aux 2 bases.

Dyspnée intense. 39°,5.

Application de 2 vésicatoires.

Le 29. Légère amélioration pulmonaire. Larges fausses membranes sur les vésicatoires.

Alcoolature d'aconit. Pansement au s.-n. de bismuth.

1er mars. Fausses membranes ont disparu sur les vésicatoires.

Etat toujours grave. Crépitation aux deux bases.

Le 2. Amélioration notable. Le mieux s'accentue tous les jours.

Le 10. Canule enlevée complètement. Convalescence.

Le 14. Fièvre intense. Boncho-pneumonie à gauche.

Vésicatoire appliqué se recouvre de plaques.

Le 15. S.-n. de bismuth digère ces fausses membranes.

La face est pâle, bouffie, mains œdématiées. Prostration, albumine en quantité notable. Régime lacté.

Le 23. L'enfant meurt, avec symptômes d'intoxication générale, l'albumine augmentant toujours.

OBSERVATION II. — Paul Bertin, 3 ans.

L'enfant est opéré le 21 avril dès son entrée à l'hôpital. Il expulse une énorme quantité de fausses membranes. Bronchite généralisée.

Le 22. Bronchite augmente. Boncho-pneumonie étendue à gauche. Dyspnée intense. Battement des ailes du nez. Vésicatoire.

Le 23. Amélioration à gauche. Même symptôme à droite. Vésicatoire.

Le 25. Les vésicatoires se recouvrent d'épaisses fausses membranes.

La plaie du cou est atone, grisâtre. Gros ganglions. Prostration. Pansement au s.-n. de bismuth.

Le 26. Vésicatoires absolument sains. État pulmonaire très amendé.

Le 28. Etat satisfaisant. Canule enlevée.

Le 30. Canule replacée. L'enfant ne peut cracher et les mucosités s'accumulent.

3 mai. Canule retirée définitivement. Cicatrisation rapide.

Le 6. Etat général mauvais. Teint pâle, bouffissure. Albumine depuis 2 jours. Régime lacté.

Le 13. Albumine disparaît peu à peu. Le 13 plus rien. Amélioration lente; guérison.

Nous ne multiplierons pas les exemples, mais nous insisterons sur la nécessité de recouvrir le bismuth avec un carré de gutta-percha. Il se fait là une sorte de macération qui digère les membranes et détruit les germes morbides.

Tels sont les faits qui nous ont paru intéressants dans le traitement employé. Nous terminerons ce chapitre par la statistique des trachéotomies.

Dans l'espace de trois ans, du mois de novembre 1886 au mois de novembre 1889, on a pratiqué à l'hôpital des Enfants-Assistés de Bordeaux :

222 trachéotomies.

Ayant donné 79 guérisons,

et 143 décès.

Soit 1 guérison sur 2,8 ou 36 0/0 de succès.

Soit enfin 64,87 0/0 de mortalité.

G.								4.

. Ces chiffres sont des plus satisfaisants. Sans remonter bien loin, citons quelques statistiques.

En Belgique on obtient 1 guérison sur 3,5.
      Allemagne   —   1   : —   3,63.
      Autriche   —   1   —   3,45.
      Suisse   —   1   —   2,46.
      Angleterre —   1   —   3,08.
      Amérique   —   1   —   3,86.

A Paris de 1854 à 1875 on obtient, d'après Sanné, 22 0/0 de guérisons.

De 1883 à 1887 la moyenne monte à 28 0/0.

A Genève les résultats sont meilleurs et l'on obtient 51 0/0 de guérisons.

Ces résultats, même les plus mauvais, sont très encourageants, le médecin ne devant opérer que des enfants qui paraissent voués à une mort certaine si on les abandonne.

Prophylaxie.

Nous voulions au début de notre travail donner un certain développement à ce chapitre et étudier avec soin les circonstances qui favorisent l'extension de la maladie. Nous avons dû y renoncer devant l'impossibilité de rassembler des faits absolument indéniables.

Il est cependant un certain nombre de points dont personne ne doute, bien que la preuve tangible n'existe pas. Tous les praticiens sont d'accord pour reconnaître dans le contact plus ou moins immédiat le mode ordinaire de propagation de la diphtérie. L'air ne sert que très rarement de véhicule au germe morbide.

On a beaucoup fait dans ces derniers temps pour le traitement des enfants atteints de la diphtérie. On a créé des hôpitaux spéciaux, des salles isolées ; et, sans qu'il soit possible de le démontrer, un grand nombre d'auteurs voit dans cette accumulation d'enfants malades dans le même endroit une des causes de propagation du mal. Les médecins de Bordeaux expriment hautement cet avis. Ils voient dans la création d'un grand centre pour les enfants malades, dans les consultations publiques où des malades atteints de diphtérie restent longtemps au milieu des autres, dans les tramways et les voitures qui servent à les porter, la cause de l'extension de la diphtérie. M. le

D^r St-Philippe a signalé ce fait à la Société de médecine. Il a montré les dangers des visites que les parents viennent faire (à travers un paravent, je le veux bien) à leurs enfants atteints du croup, l'inconvénient qui résulte du retour trop rapide dans les familles des enfants en convalescence. Malgré des soins antiseptiques, le personnel lui-même n'est pas suffisamment isolé. C'est à ce mode de propagation que nous avons attribué 4 cas de diphtérie survenus dans le courant de l'année chez des enfants soignés à l'hôpital depuis un temps assez long.

L'administration, avec un zèle et une intelligence que nous ne saurions trop louer, a pris immédiatement de nouvelles mesures. Des pavillons en bois s'élèvent au milieu d'une cour, loin des autres salles. Vastes et aérés ils présentent les meilleures conditions hygiéniques. Cela suffira-t-il a arrêter le développement de ces cas intérieurs? Cette grande agglomération de 250 enfants en bas âge ne sera-t-elle pas un lieu d'élection tout naturel pour le germe diphtéritique? Espérons-le, mais doutons-en. Le moment approche, croyons-nous, où les autorités responsables de l'hygiène publique devront prendre des mesures sérieuses pour arrêter l'extension du mal. La création de lazarets éloignés des grands centres, de maisons de convalescence, de tout un service enfin pour le transport des petits malades et leur traitement devra être mise en œuvre pour la diphtérie comme il a été fait pour la variole.

L'Angleterre a adopté récemment une mesure qui s'impose en France. C'est l'obligation pour le médecin de déclarer les cas de diphtérie. Les autorités pourront ainsi prendre les mesures nécessaires pour la désinfection des locaux.

Nous n'insisterons pas davantage sur toutes ces considérations. La thérapeutique est impuissante à arrêter le mal : tâchons de combattre les dangers qui nous entourent par de sages mesures hygiéniques dont les autorités doivent prendre l'initiative sur l'avis des médecins.

Conclusions.

I. — Dans ces dernières années la diphtérie est devenue à Bordeaux comme dans tous les grands centres de
population une maladie endémique. Le chiffre de la mortalité par diphtérie est supérieur à celui de la rougeole,
de la coqueluche et de la scarlatine réunies.

II. — La maladie observée à Bordeaux et une diphtérie moyennement infectieuse, remarquable par la fréquence des localisations pulmonaires, la rareté de symptômes généraux graves et l'absence totale de paralysies.

III. — Les succès obtenus par le traitement local au
sublimé et par la trachéotomie y sont des plus satisfaisants. Le pansement des vésicatoires diphtéritiques au
moyen du sous-nitrate de bismuth et d'un carré de gutta-
percha laminée modifie très bien la plaie.

IV. — Il est du devoir des autorités de prendre contre
la diphtérie les mesures d'isolement et de désinfection qui
ont si bien réussi contre la variole.

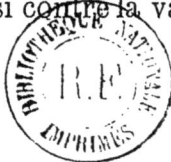

IMPRIMERIE LEMALE ET Cᵢₑ, HAVRE

www.ingramcontent.com/pod-product-compliance
Lightning Source LLC
Chambersburg PA
CBHW070830210326
41520CB00011B/2203